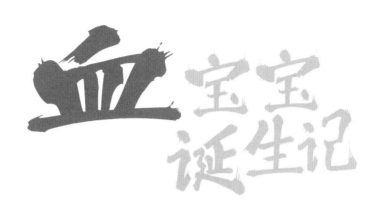

血宝宝诞生记

中国日报新媒体 ○ 联合监制

春芽 ○ 著

瓦西李　苏奕妍 ○ 绘

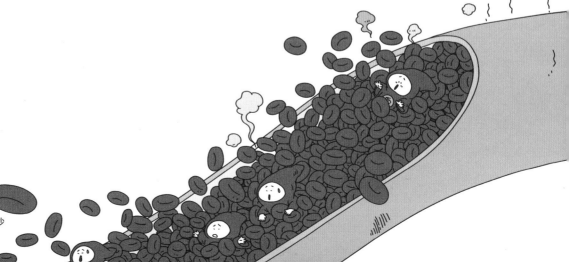

CTS K 湖南科学技术出版社 · 长沙

说到血液，小朋友应该不会陌生。

当我们不小心擦伤皮肤时，

从皮肤伤口处渗出或流出的红色液体就是血液。

血液是人体中最重要的生命物质之一。

有了血液的濡养，

我们才能脏腑调和、肌肉壮实、皮肤红润、精神饱满。

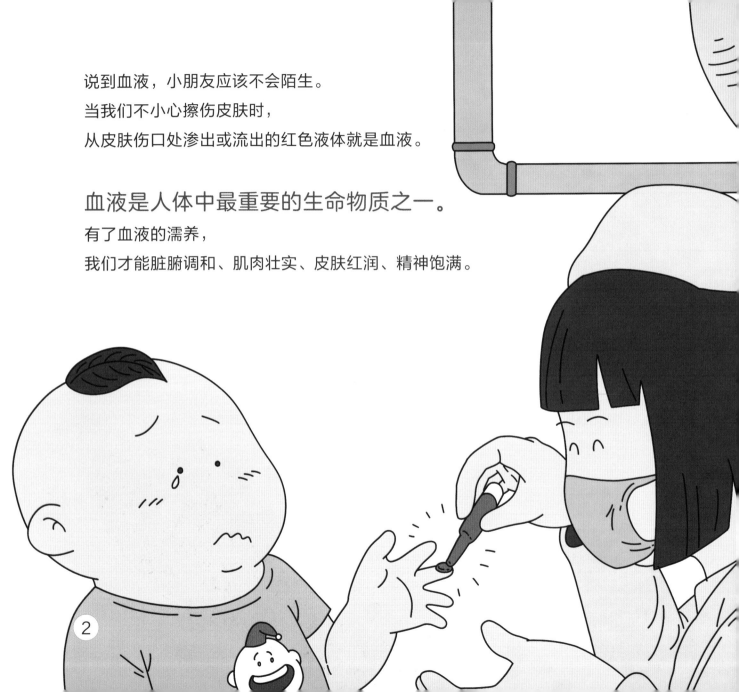

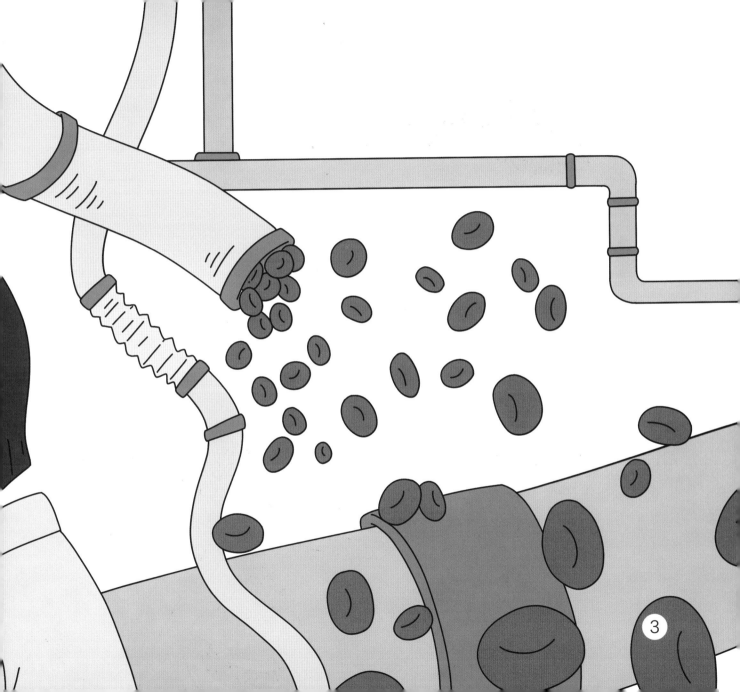

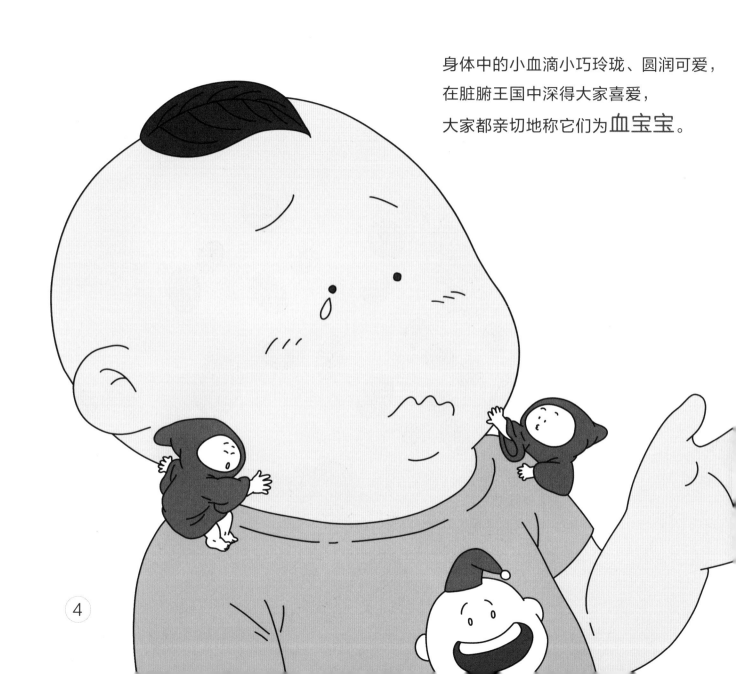

身体中的小血滴小巧玲珑、圆润可爱，
在脏腑王国中深得大家喜爱，
大家都亲切地称它们为**血宝宝**。

4

血宝宝是如何被生产出来的?

脏腑王国中又是谁在推动着血宝宝的运动?

让我们走进人体中的血液工厂,开启探秘血宝宝的神奇之旅吧!

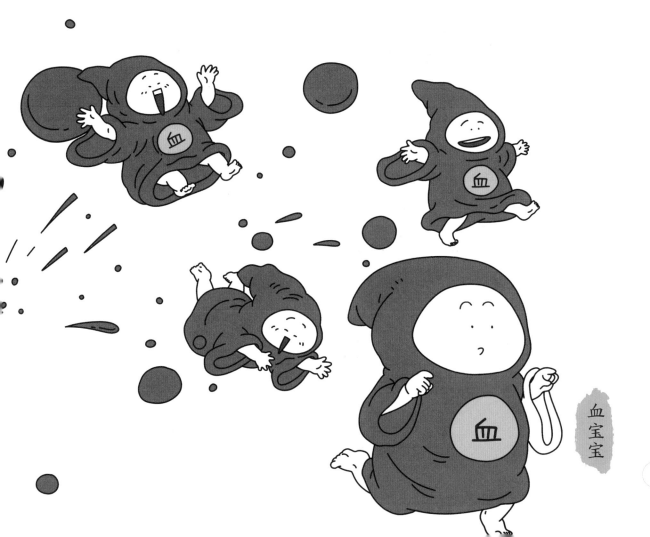

血宝宝

旅行的第一站是血液工厂的生产车间。
勤奋的胃腑此时正在严阵以待，
等待着造血原料的到来。

一切从这里开始

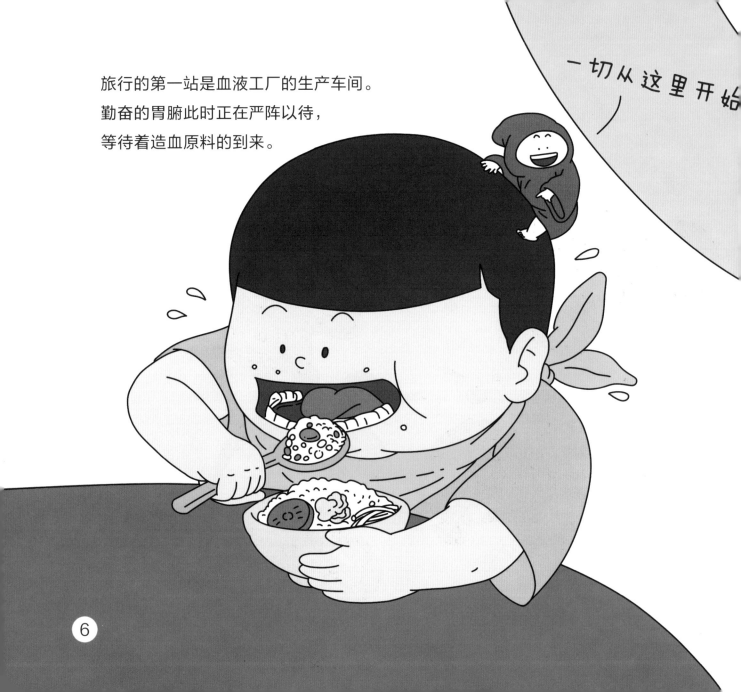

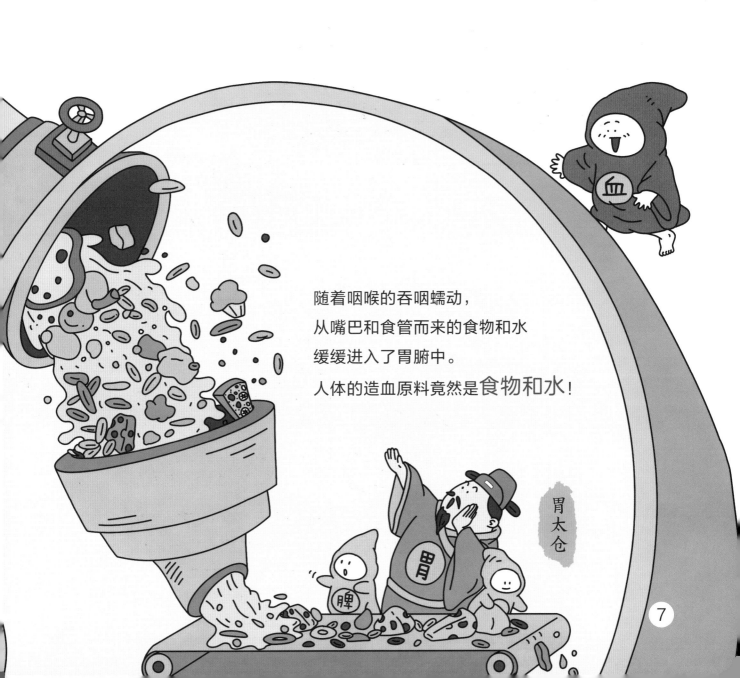

随着咽喉的吞咽蠕动，
从嘴巴和食管而来的食物和水
缓缓进入了胃腑中。
人体的造血原料竟然是**食物和水**！

胃太仓

7

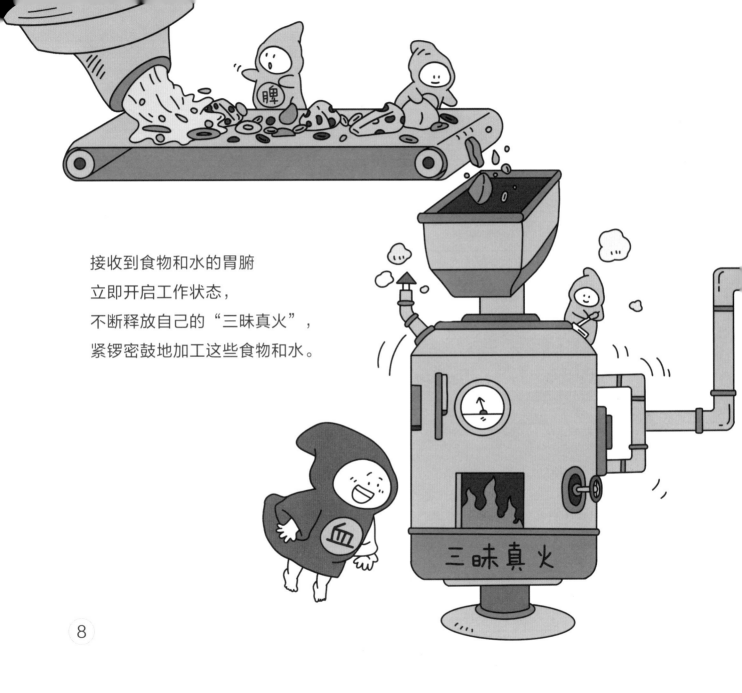

接收到食物和水的胃腑
立即开启工作状态，
不断释放自己的"三昧真火"，
紧锣密鼓地加工这些食物和水。

三昧真火

胃腑中的食物慢慢发生着变化。

食物的颗粒越来越小，和水混在一起，像极了浓稠的米粥。

这些粥样的物质有个好听的名字，叫作食糜。

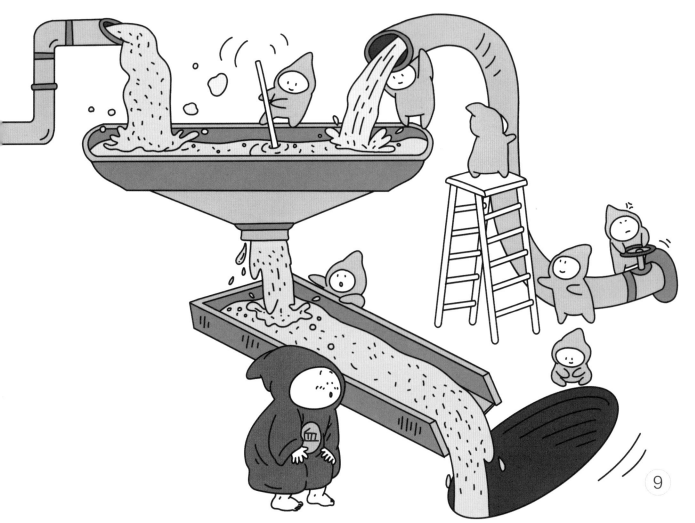

当胃腑将造血原料全部加工成食糜后，
再把这些食糜交给小肠。

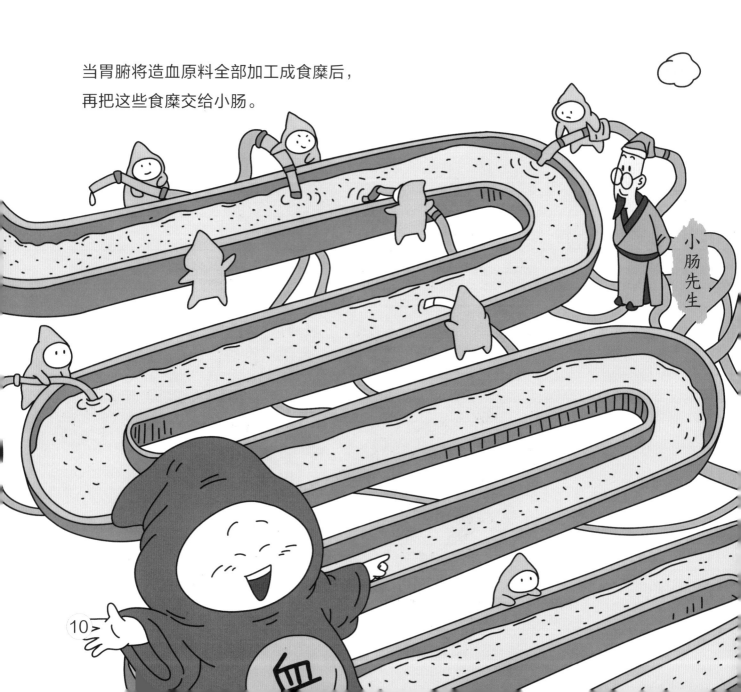

小肠先生

10

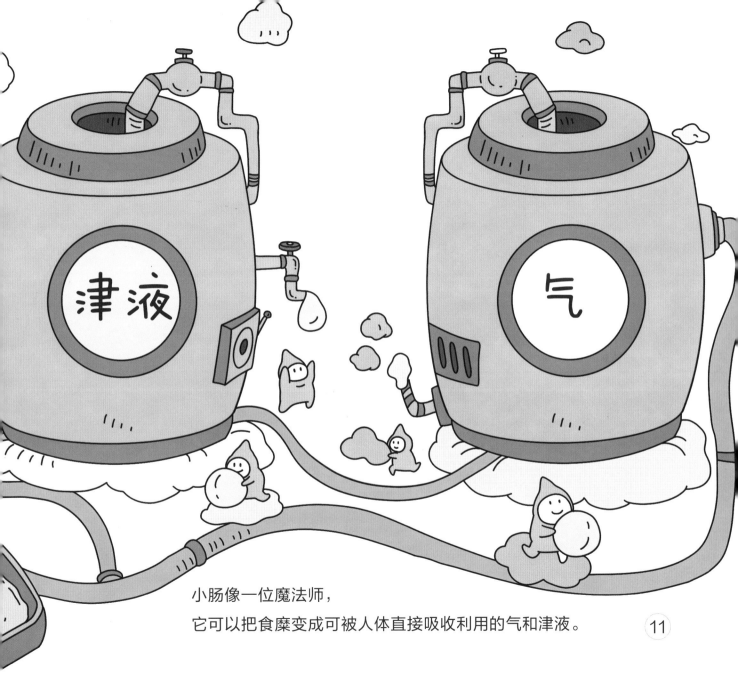

小肠像一位魔法师，
它可以把食糜变成可被人体直接吸收利用的气和津液。

(11)

脾脏早已在小肠旁边等候多时，
当食糜变成气和津液时，
脾脏立刻将这些气和津液向全身运输。

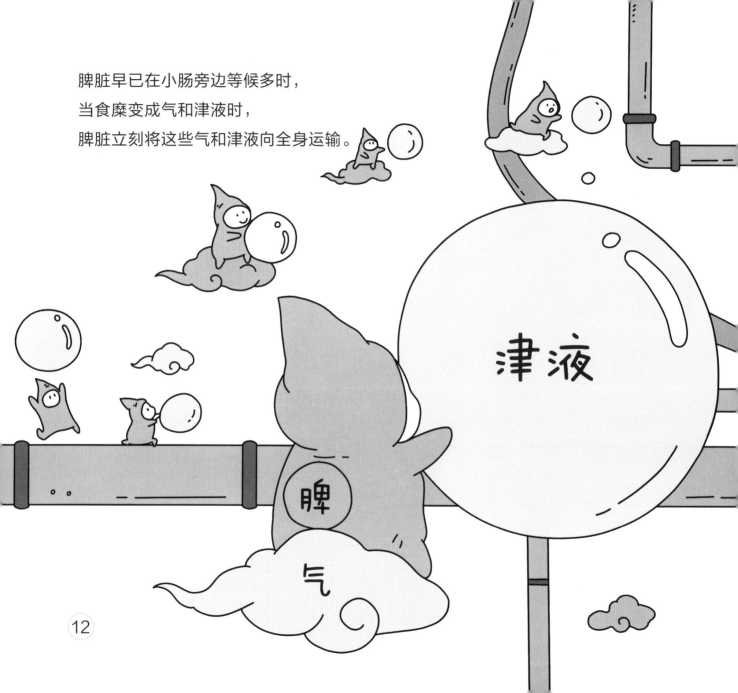

其中有一部分气和津液被脾脏运送到造血机器——心脏的身旁，
心脏会将这些气和津液变成流淌在血脉中的红色液体，血液正式诞生！

13

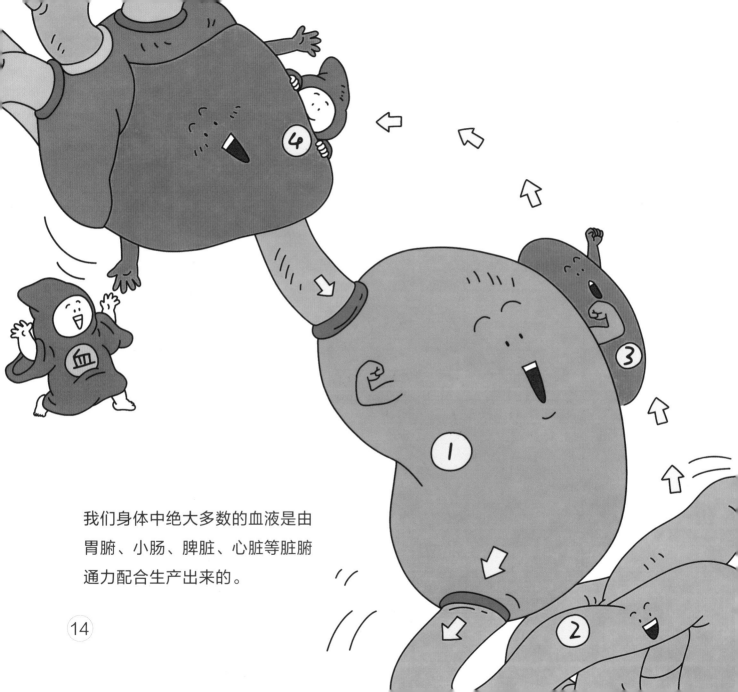

我们身体中绝大多数的血液是由
胃腑、小肠、脾脏、心脏等脏腑
通力配合生产出来的。

但有一个脏腑，仅凭自己就可以制造血液，它就是肾脏。

肾脏中储存着人体中另一种生命物质——肾精。

当人体需要时，
肾精可以
直接变化成血。

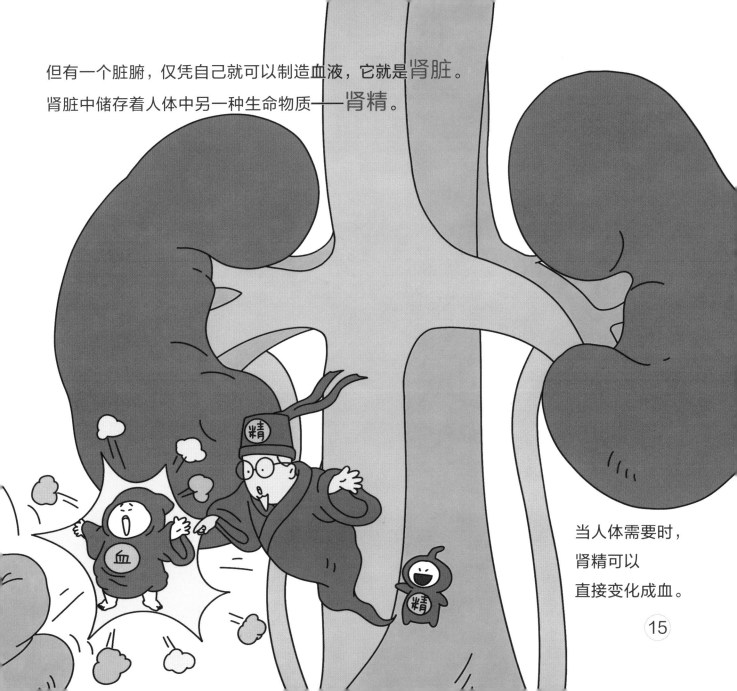

15

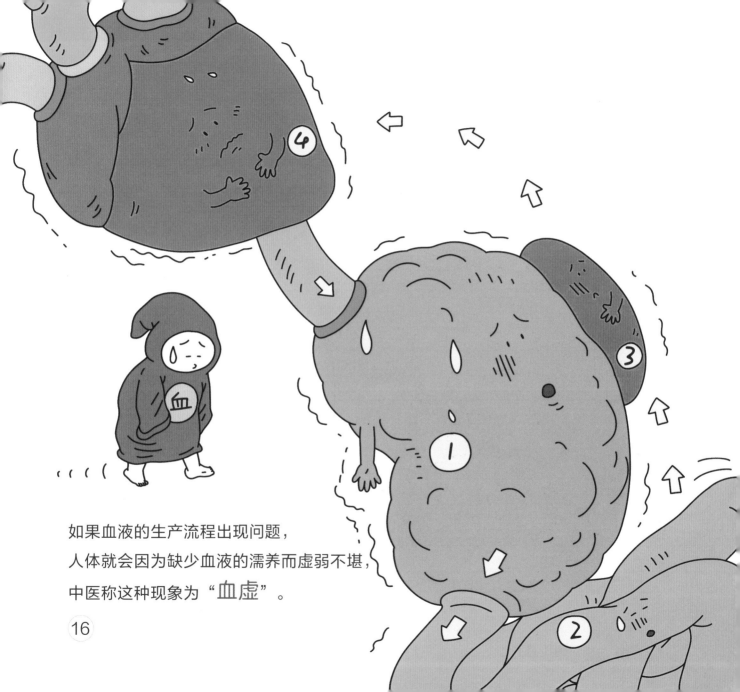

如果血液的生产流程出现问题，
人体就会因为缺少血液的濡养而虚弱不堪，
中医称这种现象为"血虚"。

当血虚发生时，

人们就会出现面色苍白、精神萎靡、头晕眼花、心悸失眠等健康问题。

所以，我们不仅要
保护好生产血液的脏腑，
而且每天都要保证饮食规律、健康，
拒绝挑食。

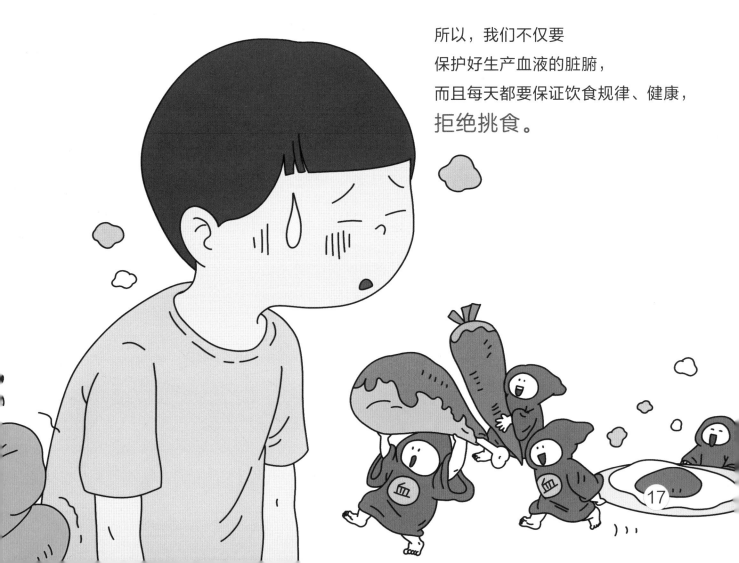

17

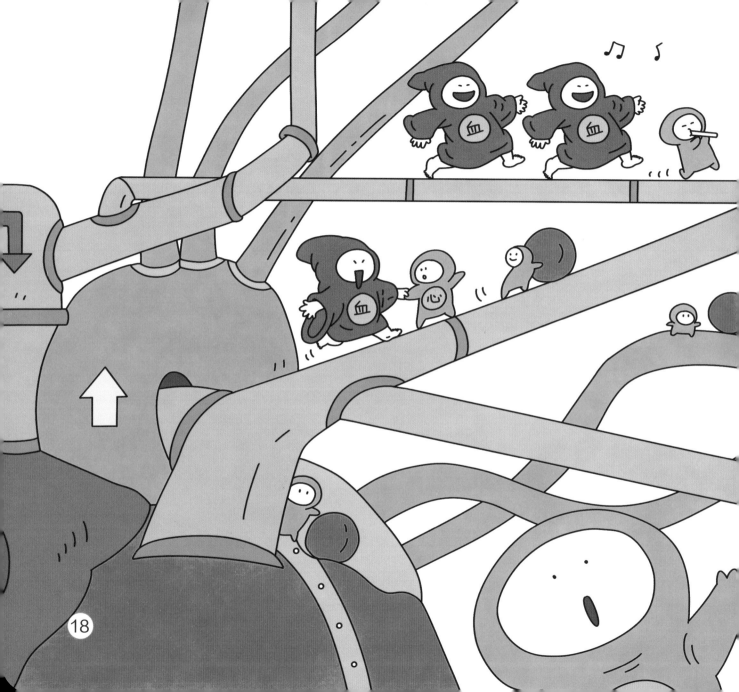

18

参观完血液的生产车间，

我们就来到了旅行的第二站

——血液工厂的**运输车间**。

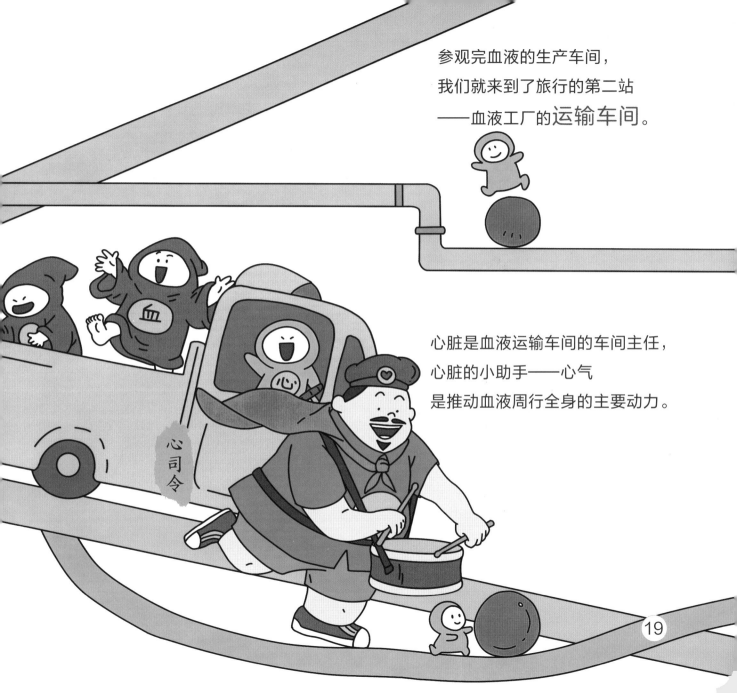

心脏是血液运输车间的车间主任，

心脏的小助手——心气

是推动血液周行全身的主要动力。

心司令

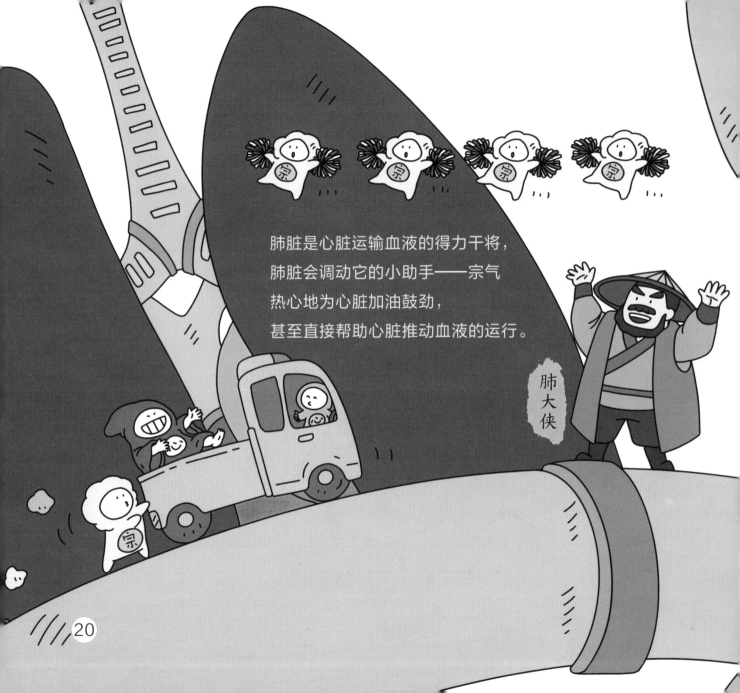

肺脏是心脏运输血液的得力干将，
肺脏会调动它的小助手——宗气
热心地为心脏加油鼓劲，
甚至直接帮助心脏推动血液的运行。

肺大侠

20

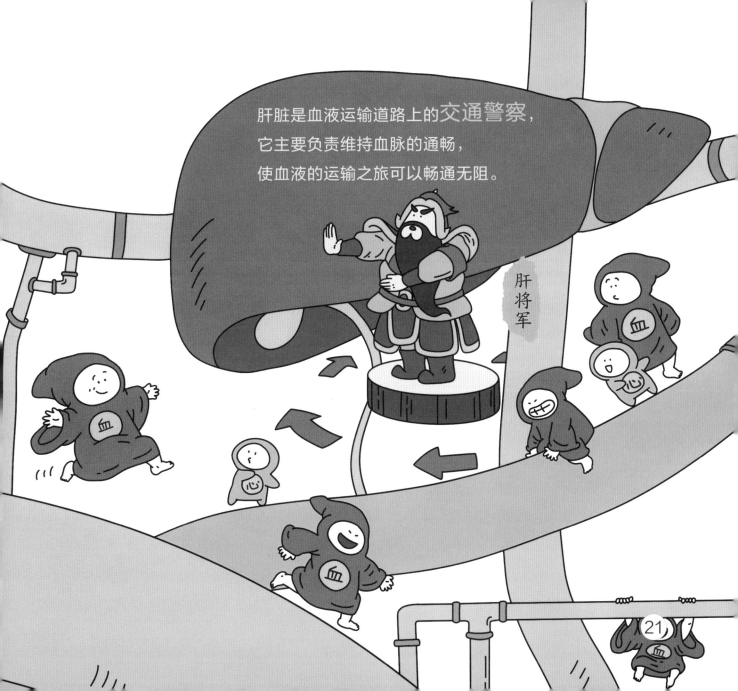

脾脏是血液运输途中的护卫者，
它的小助手——脾气跟随着血液周行全身，
保护着血液在血脉中流动。

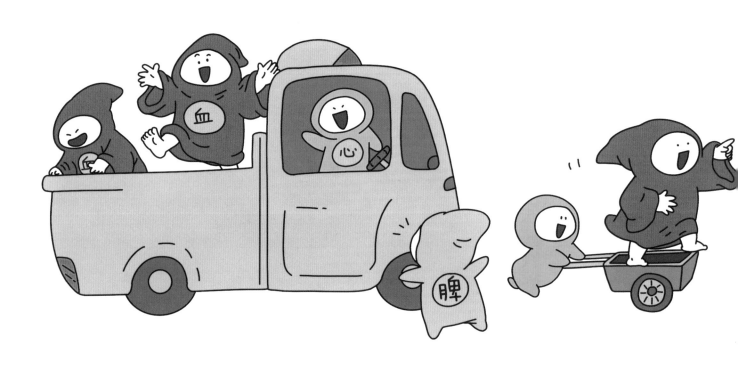

当遇到调皮的血液逃出血脉时，

脾脏就会驱赶它们回到血脉之中，脾脏的这个功能叫作**统血**。

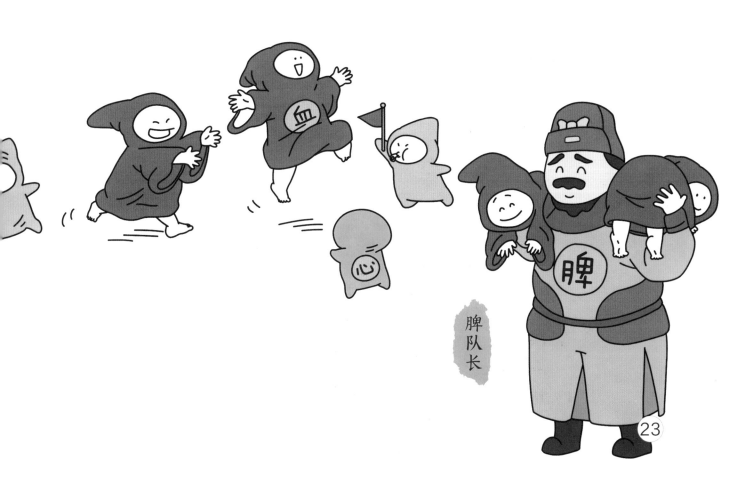

脾队长

23

如果血液在运输过程中出现堵塞，人体中就很容易产生瘀血。
瘀血会阻碍其他血液的流动，使人体产生各种各样的疾病。

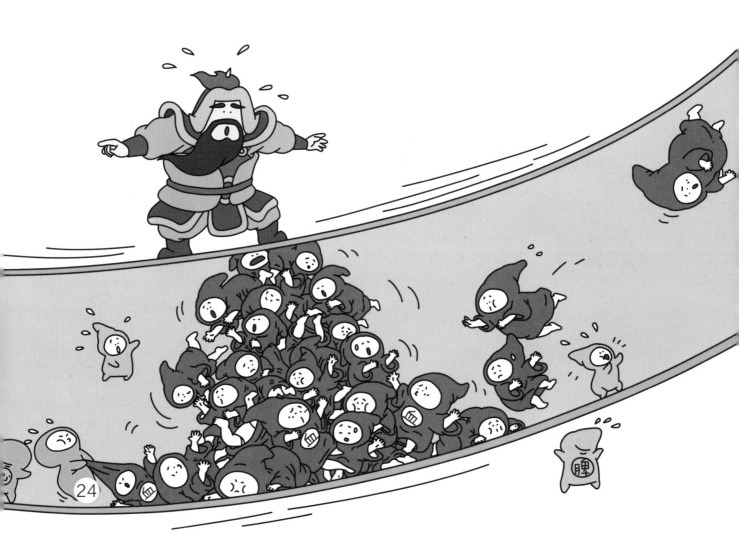

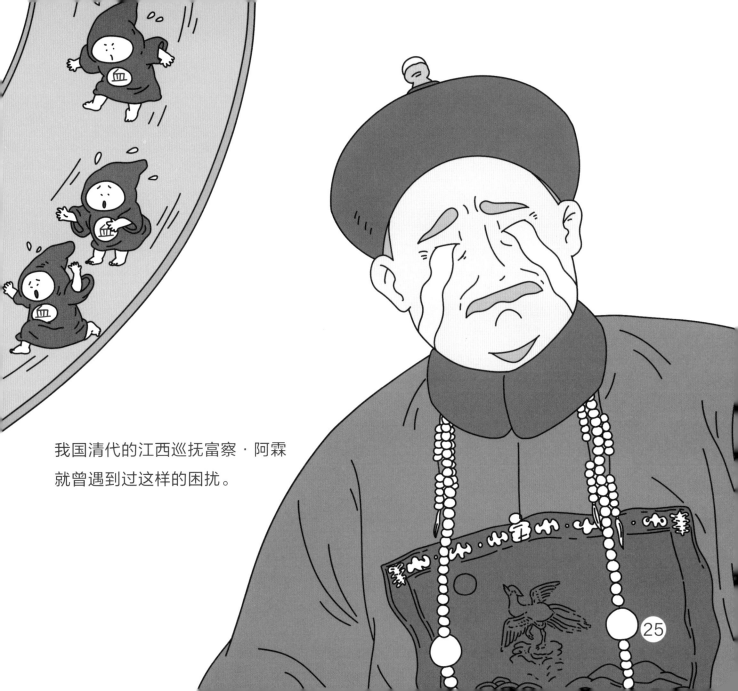

我国清代的江西巡抚富察·阿霖
就曾遇到过这样的困扰。

25

富察 · 阿霖曾罹患一种奇怪的疾病。

每晚睡觉时，富察 · 阿霖必须袒露胸膛，

不能盖任何衣被，否则就会彻夜难眠。

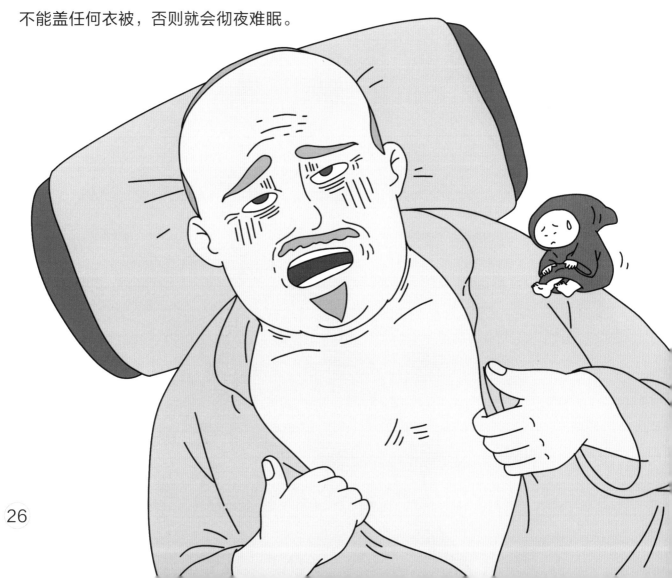

这个奇怪的疾病折磨了富察·阿霖长达 7 年之久，
他遍寻名医，但大家都对此束手无策。
后来，富察·阿霖听说有个叫王清任的医生医术高明，
就派人请王医生来诊脉断疾。

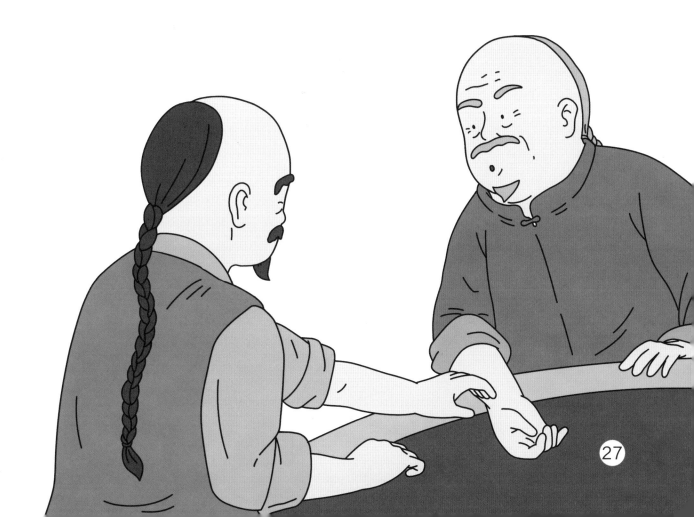

27

经过仔细地望闻问切，王清任推断富察·阿霖的疾病是由胸中的瘀血所致，
于是用血府逐瘀汤为富察·阿霖活血化瘀。
富察·阿霖只吃了 5 剂中药，
困扰他 7 年的怪病就痊愈了。

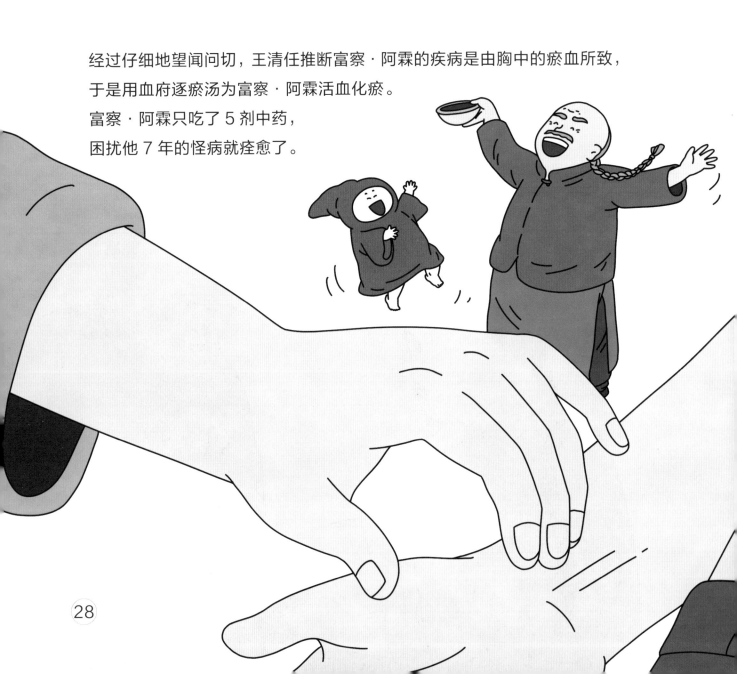

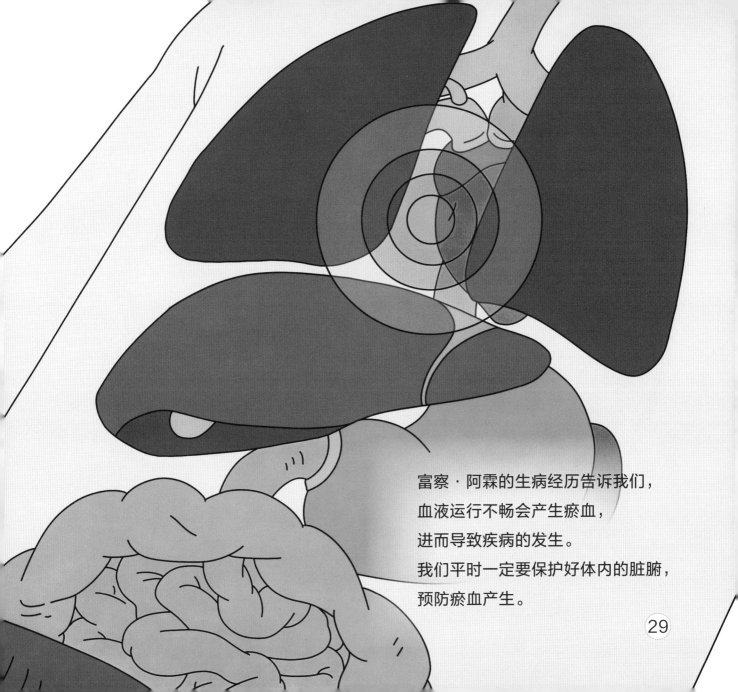

富察·阿霖的生病经历告诉我们，
血液运行不畅会产生瘀血，
进而导致疾病的发生。
我们平时一定要保护好体内的脏腑，
预防瘀血产生。

结束了血液运输车间的参观，我们就来到了旅行的最后一站——血液工厂的**温控车间**。

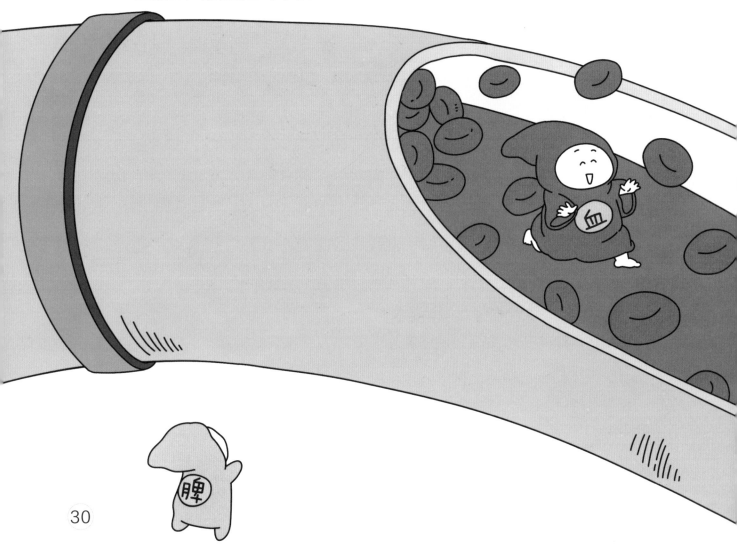

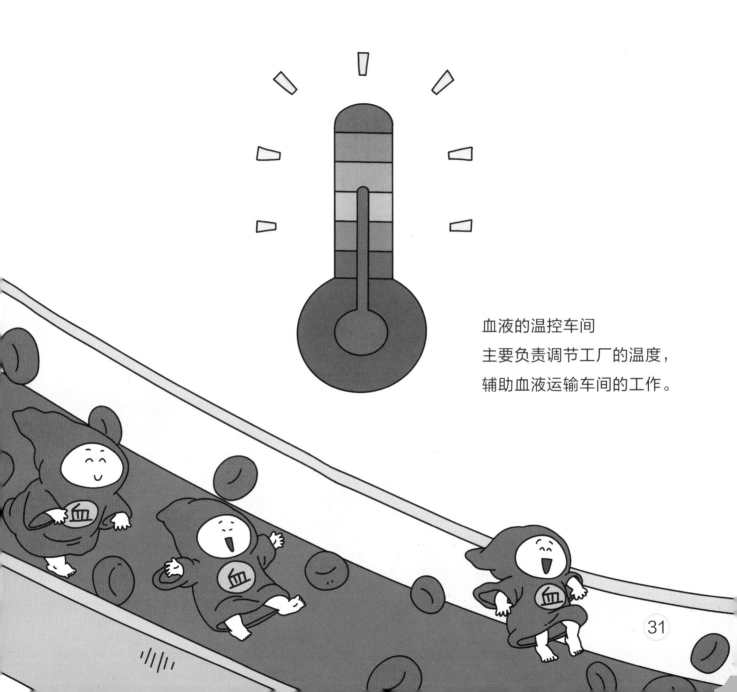

血液的温控车间
主要负责调节工厂的温度，
辅助血液运输车间的工作。

血液需要在温度适宜
的环境下才能正常运行。
当人体内的温度过高时，
血液会像沸腾的水一样焦躁不安。
此时，血液的运行速度会加快，
甚至会脱离脾气和血脉的控制，
造成人体异常出血。

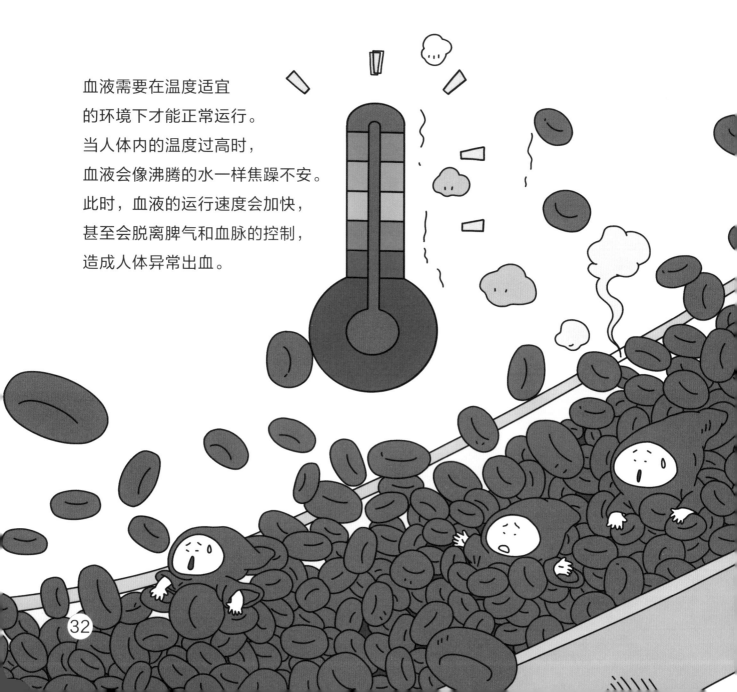

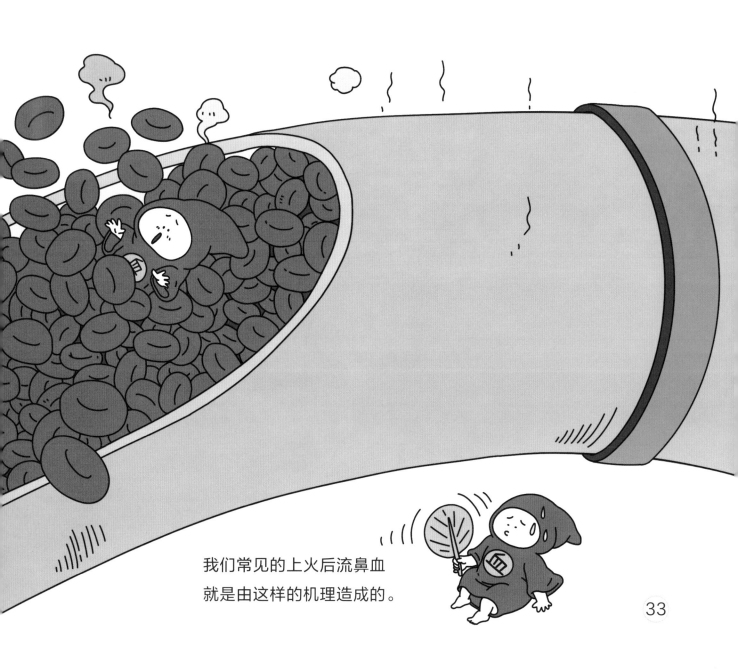

我们常见的上火后流鼻血
就是由这样的机理造成的。

当人体内的温度过低时，血液也会像水一样凝固形成瘀血，中医把这种现象称作"**血得寒则凝**"。

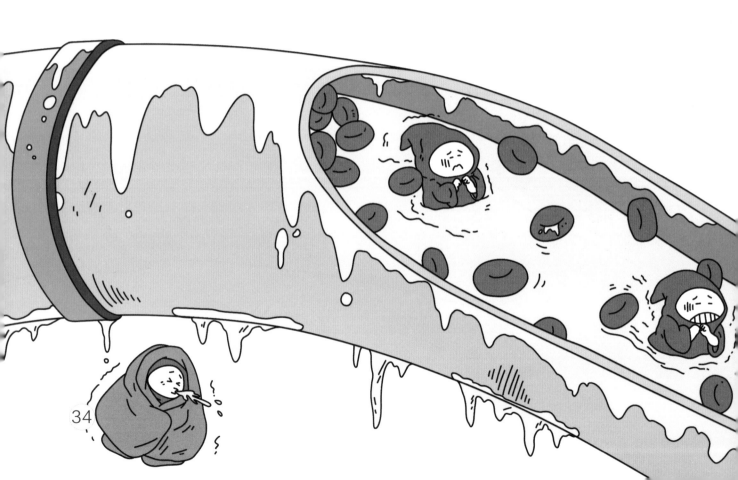

冬天，有的小朋友会生"冻疮"。
冻疮正是由血液受寒形成瘀血，
瘀血阻滞正常血液濡养皮肤而导致的。

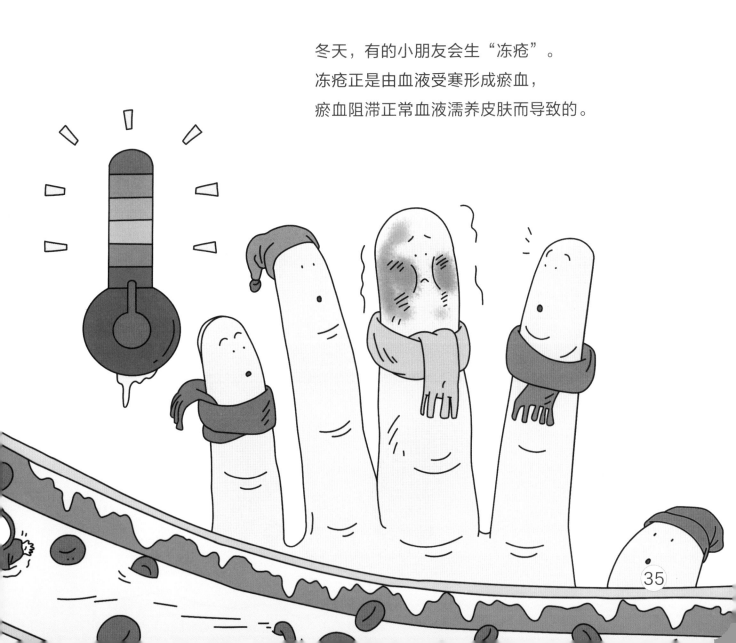

血液对人体至关重要，
在日常中有没有什么办法
可以养护血液呢？

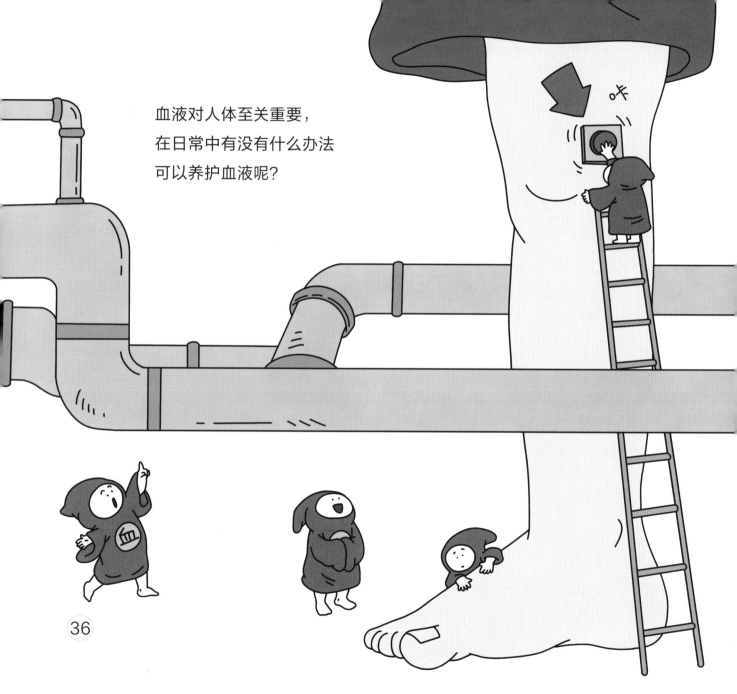

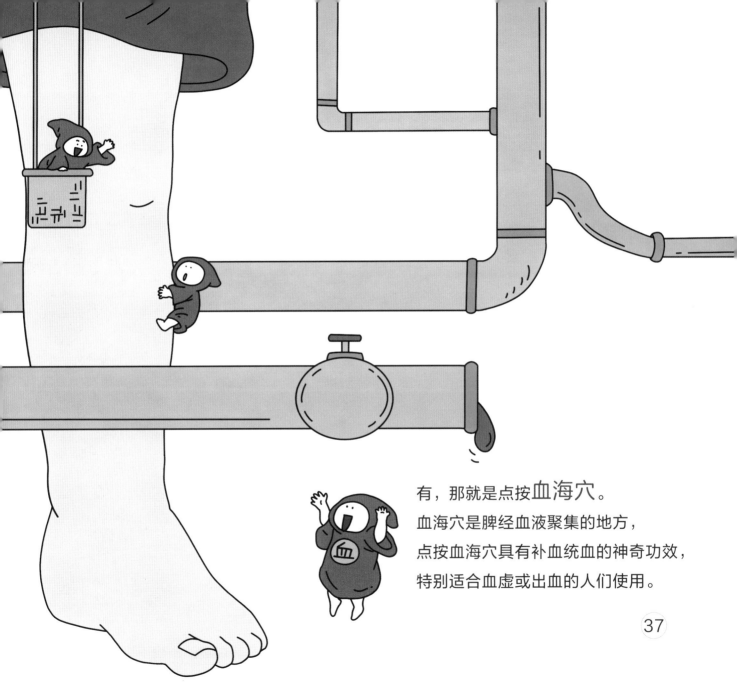

有，那就是点按血海穴。
血海穴是脾经血液聚集的地方，
点按血海穴具有补血统血的神奇功效，
特别适合血虚或出血的人们使用。

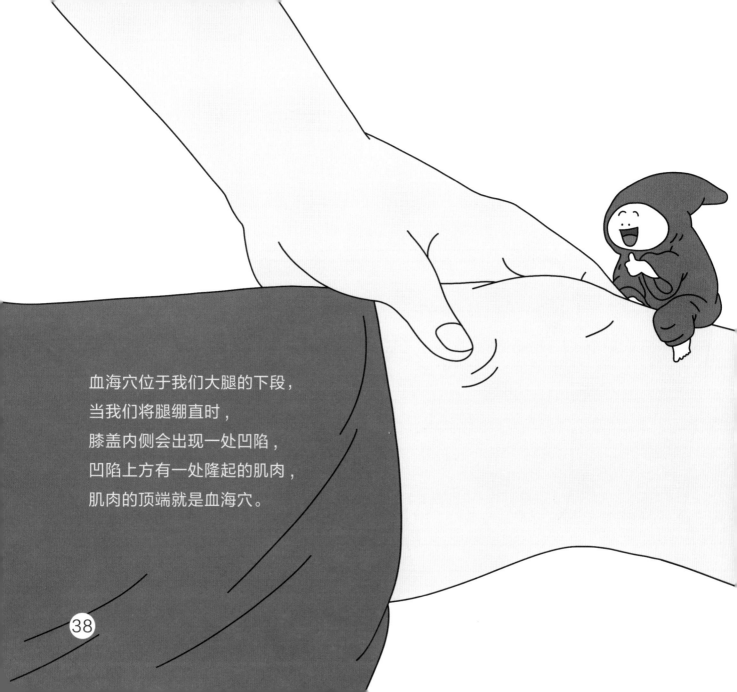

血海穴位于我们大腿的下段，
当我们将腿绷直时，
膝盖内侧会出现一处凹陷，
凹陷上方有一处隆起的肌肉，
肌肉的顶端就是血海穴。

当我们找到血海穴后，
将拇指放在血海穴上，
用拇指尖或指腹适度点按，
直至血海穴附近肌肉有酸胀感为宜。
小朋友，快和自己的家人一起试试吧。

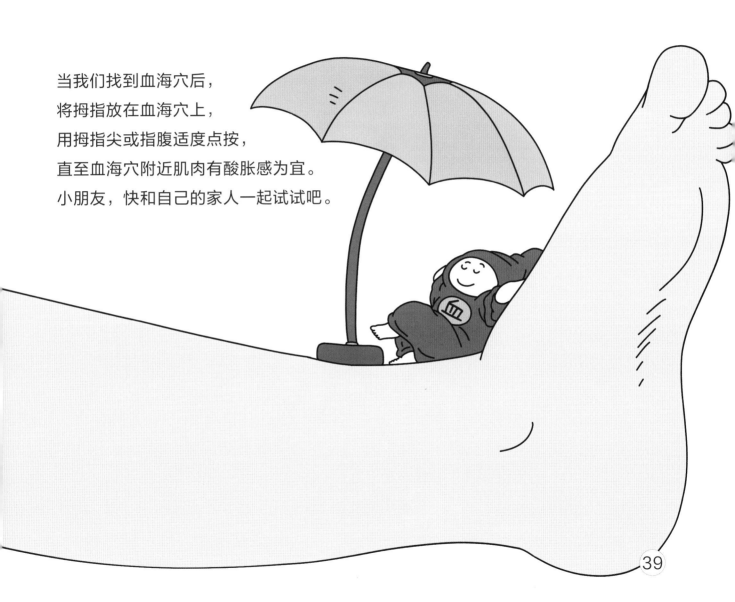

图书在版编目（CIP）数据

血宝宝诞生记 / 春芽著；瓦西李，苏奕妍绘. —长沙：湖南科学技术出版社，2023.11
（我是小中医）
ISBN 978-7-5710-2549-6

Ⅰ. ①血… Ⅱ. ①春… ②瓦… ③苏… Ⅲ. ①中国医药学－儿童读物 Ⅳ. ①R2-49

中国国家版本馆 CIP 数据核字(2023)第 226887 号

WO SHI XIAOZHONGYI
我是小中医
XUE BAOBAO DANSHENG JI
血宝宝诞生记

著　　者：春　芽
绘　　者：瓦西李　苏奕妍
出 版 人：潘晓山
责任编辑：邹　莉　张叔琦
出版发行：湖南科学技术出版社
社　　址：长沙市芙蓉中路一段 416 号泊富国际金融中心
网　　址：http://www.hnstp.com
湖南科学技术出版社天猫旗舰店网址：
　　　　　http://hnkjcbs.tmall.com
邮购联系：0731-84375808
印　　刷：湖南省众鑫印务有限公司
　　　　　（印装质量问题请直接与本厂联系）
厂　　址：长沙县榔梨街道梨江大道 20 号
邮　　编：410100
版　　次：2023 年 11 月第 1 版
印　　次：2023 年 11 月第 1 次印刷
开　　本：889mm×600mm　1/12
印　　张：$3\frac{1}{3}$
字　　数：24 千字
书　　号：ISBN 978-7-5710-2549-6
定　　价：26.00 元